Jakub Tenčl, MHS Accred

Etický kodex hypnoterapeuta

Tisk ve Velké Británii ve společnosti Lulu Press, Inc.

Kniha je v distribuční síti:
Kosmas s.r.o., Lublaňská 34, 120 00 Praha 2.

Copyright © 2017 by Jakub Tenčl
Návrh obálky: Jakub Tenčl
Vydavatel: Hypnotherapy – Dr. Jakub Tencl, MHS Accred
Vydáno v Praze v říjnu 2017.
Jazyková korektura: Mgr. Lucie Šťastná

Kniha je dostupná v knihovnách.

Aktualizace na kodex.klinickahypnoterapie.cz

ISBN: 978-80-270-2756-9

OBSAH

Účel tohoto kodexu 4

Základní principy 4

Poskytování služeb 4

Blaho klienta 7

Důvěrnost, vedení záznamů a záznam sezení 11

Obecné zásady jednání 13

Reklama 14

Léčba nezletilých osob a osob klasifikovaných jako zdravotně postižené osoby 16

Supervize a profesní rozvoj 16

Etika výzkumu 18

Etika Vzdělávání 20

ÚČEL KODEXU

Účelem tohoto kodexu je popsat etické vedení ve vztahu mezi klientem a praktikem v hypnoterapii.

ZÁKLADNÍ PRINCIPY

Praktik se řídí těmito základními etickými principy ve vztahu klienta a praktika:

- Přistupuje ke své práci v souladu se svým povoláním.
- Ctí subjektivitu terapeutické zkušenosti.
- Ctí klientovu subjektivitu, názory, přesvědčení, myšlenky a cíle.
- Respektuje obecně chápané hranice.
- Je schopen prověřit kvalitu své práce a praxe.

POSKYTOVÁNÍ SLUŽEB

Všichni praktici v hypnoterapii se zavazují dodržovat tato pravidla:

1. Poskytnou službu klientům výhradně v oblastech, ve kterých jsou kompetentní.
2. Mají odborné povědomí o „společenské rozmanitosti". To znamená, že nezohledňují náboženské vyznání, národnost, pohlaví, sexuální orientaci, rodinný stav, věk, zdravotní postižení, politickou orientaci, sociální postavení, aby nedošlo k ovlivnění výsledku a průběhu terapie.
3. Jakýkoliv stav vyplývající ze „společenské rozmanitosti" není považován za „symptom", který by mohl být léčen terapeutem ve smyslu změny nebo odstranění. Terapeuti musí vždy respektovat nejlepší zájem svých klientů:

   - Musí rozpoznat omezení své praxe. Pokud jim chybí příslušné školení a zkušenosti v otázkách menšinové sexuality, odkážou klienta na zkušenějšího terapeuta.
   - Pokud osobní, teoretické nebo náboženské přesvědčení znemožňuje práci nekonfliktním

způsobem, pak je v nejlepším zájmu klienta, aby mu byl doporučen jiný terapeut.

- Nesmí poskytovat terapii, která nabízí změnu sexuální orientace.
- Nesmí poskytovat terapii, která se snaží odstranit nebo snížit přitažlivost stejného pohlaví u klientů.

4. Poskytnou klientovi na vyžádání všechny relevantní informace o jejich členství v odborných organizacích, absolvovaných školeních, zkušenostech, kvalifikaci a možnosti stížnosti v případě, že by byli nespokojeni s poskytnutou službou. Mohou poskytnout pouze informaci o relevantním členství a kvalifikaci, ke které mají doklad a oprávnění.

5. Představují všechny služby a produkty jednoznačným způsobem (včetně jakýchkoli omezení a realistických výsledků terapie) a zajistí, aby si klient zachoval úplnou kontrolu nad rozhodnutím o nákupu takových služeb nebo produktů.

6. Jsou srozuměni s postupy při řešení stížností klientů.

BLAHO KLIENTA

Všichni praktici hypnoterapie se zavazují, že budou mít vždy na paměti blaho klienta.

1. Budou pracovat způsobem, který podporuje nezávislost a „blaho" klienta a který je zvolen a realizován s respektem vůči klientovi a s ohledem na jeho důstojnost.

2. Jsou si vědomi svých vlastních omezení a kdykoliv to je vhodné, jsou připraveni doporučit klientovi jiného praktika nebo lékaře, u něhož se očekává, že nabídne vhodnou léčbu.

3. V případě, že klient hledá pomoc při úlevě od fyzických příznaků, klientovi je doporučeno kontaktovat praktického lékaře. Pokud praktici nemají lékařské vzdělání, nesmí se pokoušet diagnostikovat fyzické příznaky.

4. Jakýkoli hypnoterapeut, který používá zařízení (např. „biofeedback"), musí zajistit, aby při používání tohoto

zařízení byly dodržovány všechny zdravotní a bezpečnostní předpisy a aby bylo zařízení řádně otestováno podle příslušných pokynů. Jakékoliv použití zařízení by mělo být klientovi jasně vysvětleno a zároveň by měl být srozuměn s tím, že může použití zařízení odmítnout. Zařízení by mělo být používáno pouze tehdy, pokud má pro klienta zřetelný terapeutický přínos, který nelze dosáhnout bez jeho použití. Při použití jakéhokoliv zařízení za účelem doplnění terapeutického procesu se neuvádí zdravotní požadavky. Žádný hypnoterapeut by neměl používat takové zařízení, které se považuje za zdravotnické zařízení, aniž by byl praktickým lékařem.

5. Pokud praktik není lékařem podle zákona 95/2004 Sb. §4, který využívá terapii jako součást předepsané léčby nebo jako součást programu zdravotní péče, pak použití tlakoměru v kontextu hypnoterapie není dovoleno.

6. Hypnoterapeuti si musí být vědomi, že pomoc každému klientovi, který k nim přišel na základě formálního

doporučení od praktického lékaře, zůstává jejich klinickou odpovědností za předpokladu, že praktici budou informovat lékaře o pokroku klienta (to smí ale pouze tehdy, pokud klient poskytne písemný souhlas ke sdílení takových informací s lékařem). Zpětná vazba by měla mít formu obecných sdělení spíše než poskytnutí konkrétních podrobností. Praktici by měli být ochotni sdílet informace potřebné pro další léčbu s dalšími pracovníky ve zdravotnictví, kde dochází k překrývání nebo poskytování péče a kde jsou vymezené otázky důvěrnosti.

7. *Zajistí, aby jejich pracoviště a další zařízení pro klienty a doprovázející osoby byla v každém ohledu vhodná pro poskytované služby. Jedná se o jakoukoli poradenskou místnost, která se používá pro konzultaci a/nebo terapii s jakýmkoli klientem včetně recepcí a čekáren, které jsou spojené s těmito místnostmi.*

8. *Provádí veškeré přiměřené kroky k zajištění bezpečnosti klienta a každé osoby, která ho může doprovázet.*

9. Praktici by neměli provádět „indukce hypnózy" po telefonu či jakýmkoli jiným podobným médiem (například Skype) s výjimkou zvukových médií, ke kterým jsou přiložené pokyny k použití v psané formě.

10. Nezneužijí důvěry, aby:

   a) překračovali profesionálně stanovené hranice vyplývající ze vztahu terapeut-klient nebo zneužívali klienta emocionálně, sexuálně, finančně nebo jakýmkoli jiným způsobem; pokud by došlo k tomu, že se vyvine jiný než profesionální vztah mezi terapeutem a klientem, a to platí i pro rodinné příslušníky, terapeut musí okamžitě přestat účtovat své služby a vhodným způsobem ukončit terapeutický vztah a doporučit klienta jinému vhodnému terapeutovi při nebližší příležitosti,

   b) se fyzicky dotkli klienta jakýmkoli způsobem, který může být nesprávně interpretován. Pokud je to například součástí indukce hypnózy, nejprve by mělo být vysvětleno a klient by s ním měl souhlasit před tím, než dojde k fyzickému kontaktu.

11. „Dvojité" vztahy nastávají, když mají praktici dva nebo více druhů vztahů současně s jedním klientem, například je to přítel i klient, kolega i supervizor. Takový vztah je zřídka neutrální a může mít silně prospěšný nebo škodlivý dopad, který nemusí být vždy snadno předvídatelný. Praktici musí zvážit důsledky takového vztahu s klientem, aby se odpovědně předešlo nežádoucím dopadům.

12. Nepřijímají žádné nevhodné dary, odměny nebo výhody od klienta.

13. Nikdy nepřekračují délku léčby zbytečně a ukončí ji v nejbližším možném okamžiku v souladu s dobrou péčí o klienta.

DŮVĚRNOST, VEDENÍ ZÁZNAMŮ A ZÁZNAM SEZENÍ

Všichni praktici se zavazují, že budou respektovat následující pravidla:

1. Přísně udržují důvěrné informace pouze v rámci vztahu mezi klientem a terapeutem. Výjimkou je případ, kdy je ohrožena bezpečnost terapeuta nebo klienta, člena rodiny klienta nebo jiného člena veřejnosti. Výjimkou je také případ, kdy je takové nezveřejnění důvěrných informací v rozporu s nějakým soudním sporem, kde je soudem přímo nařízeno zveřejnění důvěrných informací.

2. Zajistí, že poznámky a záznamy klienta jsou zachovány v bezpečí a důvěrnosti a že uchovávání počítačových záznamů je v souladu se zákonem o ochraně osobních údajů (101/2000 Sb.). Fyzické záznamy by měly být uzamčeny, pokud se nepoužívají, a elektronické záznamy by měly být chráněny heslem.

3. Klientské záznamy by měly být uchovávány v zamčené skříni v uzamčené kanceláři. Pokud je nutné přenést klientské záznamy, pak v bezpečně uzamčeném prostoru.

4. Klientské záznamy by měly obsahovat osobní údaje, psychologickou anamnézu, diagnózu stanovenou

lékařem, akční plán (podle dohody s klientem), poznámky o průběhu terapie a kopii smlouvy.

5. Získají písemné svolení od klienta nebo jeho zákonného zástupce ještě před pořízením záznamu sezení nebo před konzultací s jakoukoli osobou nebo před publikováním samotného případu prostřednictvím jakéhokoli média. („Pořízením záznamu" se rozumí jakákoli jiná metoda, než je psaní případových poznámek.) Jde o případy, které nebyly dostatečně pozměněny, aby poskytly přiměřenou anonymitu všem stranám.

6. Informují klienta, že některé případy mohou být využity ke vzdělávání terapeutů nebo pro účely supervize a zdrží se takového využití, pokud klient nebude souhlasit.

OBECNÉ ZÁSADY JEDNÁNÍ

Všichni praktici se zavazují dodržovat následující zásady jednání:

1. Jednají v souladu s jejich profesním postavením tak, aby nedošlo k narušení důvěry veřejnosti v obor hypnoterapie a aby nedošlo k jejímu zneužití.
2. Veřejně nekritizují, nepomlouvají nebo profesionálně neznemožňují jiného hypnoterapeuta, pokud se nejedná o otázku ochrany veřejnosti. V takovém případě kritika/znepokojení představuje formální postup podávání stížnosti.
3. Respektují lékaře a zdravotnické pracovníky a hranice jejich profesionálních povinností.

REKLAMA

Všichni praktici se zavazují dodržovat tato pravidla týkající se reklamy:

1. Veškerá reklama bez ohledu na to, v jaké formě je prezentovaná, představuje pravdivý a přesný obraz poskytovaných služeb, základních dovedností, kvalifikace včetně uváděného místa

poskytovaných služeb. Veškeré nároky na úspěšný výsledek léčby (v jakékoli formě) musí být na základě ověřitelných a zdokumentovaných důkazů.

2. *Zajistí, aby veškerá reklama byla v souladu se zákonem 40/1995 Sb. o regulaci reklamy.*

3. *Uvádí pouze platné a ověřitelné kvalifikace a certifikáty vydané příslušnými institucemi pořádajícími výcvikové kurzy. Součástí jsou i členské registrace a akreditace vydané nebo udělené příslušnými profesními organizacemi.*

4. *Neuvádějí takovou kvalifikaci, pokud není plně podložená a pokud by mohlo dojít k zavádějící interpretaci, vysvětlí jeho provenience s náležitou péčí, aby se zajistilo, že žádný klient si nevysvětluje uvedený titul jako zdravotní způsobilost, pokud tomu tak není (viz zákon č. 111/1998 Sb.).*

LÉČBA NEZLETILÝCH OSOB A OSOB KLASIFIKOVANÝCH JAKO ZDRAVOTNĚ ZNEVÝHODNĚNÉ OSOBY

Všichni praktici se zavazují k následujícímu jednání s nezletilými a zdravotně znevýhodněnými osobami:

1. Získají písemný souhlas rodiče, zákonného zástupce nebo lékaře před zahájením léčby klientů, kteří jsou nezletilí nebo jsou považováni za zdravotně znevýhodněné osoby. Pokud se jedná o nezletilé osoby, terapeut je držitelem výpisu z rejstříku trestů, ne starším než 3 měsíce a na požádání jej předloží.

SUPERVIZE A PROFESNÍ ROZVOJ

Od praktiků se očekává, že budou udržovat nebo zlepšovat svou úroveň dovedností a odborné způsobilosti vhodným způsobem odpovídajícím jejich povolání. To zahrnuje:

1. Setkání s kolegou nebo kolegy za účelem diskuze o probíhajících případech a souvisejících problémech, zároveň z důvodu osobních záležitostí, které by mohlo ovlivnit vlastní postavení nebo schopnost terapeuta. Takové setkání může mít různé formy, z nichž nejběžnější je individuální supervize nebo účast v podpůrné skupině.
2. Další vzdělávání buď formálně, tj. navštěvováním příslušných kurzů, nebo neformálně, prostřednictvím příslušného výzkumu za použití knih nebo internetu.
3. Využití vhodných nástrojů auditu, např. formuláře pro zpětnou vazbu klientů.
4. Udržování povědomí o výzkumu a vývoji.
5. Vhodný osobní růst a rozvoj, včetně případného vyhledání psychologického poradenství.

ETIKA VÝZKUMU

Pro všechny praktické účely by měl být „výzkumný subjekt" považován za synonymum pro „klienta" a v důsledku toho zůstávají použitelné všechny relevantní ustanovení v rámci obecného etického kodexu.

Zvláštní význam má potřeba výzkumného pracovníka:

1. Veškerá účast výzkumných subjektů musí probíhat na zcela dobrovolném základě, nesmí být vyvíjen žádný „tlak" pro zajištění účasti. (Platby nesmějí být takovým podnětem, že by povzbudily přijetí rizika nad rámec toho, co je jinak přijato v běžném každodenním životě účastníka.)
2. Před zahájením výzkumného projektu je získán písemný souhlas. To platí zejména u nezletilých osob nebo osob se zdravotním postižením. To neplatí, pokud se provádí obecný výzkum pouze

pro statistické účely. Při longitudinálním[1] výzkumu může být potřeba získat souhlas v opakovaných intervalech.

3. Počáteční souhlas nevylučuje právo účastníka odstoupit v jakékoli fázi výzkumu a dále, účastník s tím musí být srozuměn před začátkem výzkumu.

4. Za všech okolností je zachovaná otevřenost a upřímnost, pokud jde o účel a povahu výzkumu, který se provádí.

5. Je třeba vzít v úvahu případné nepříznivé důsledky pro výzkumný subjekt v důsledku jakéhokoli zamýšleného výzkumného projektu.

6. Pokud během studie účastník vykazuje stav, o kterém se zdá, že si jej neuvědomuje, vedoucí výzkumu je povinen ho informovat o tom, že

---

[1] Longitudinální výzkum (někdy také longitudinální studie) je metoda empirického výzkumu, při které je určitý jev nebo vzorek populace zkoumán po určité časové období, v některých případech až po několik desetiletí.

pokračující účast ve výzkumu by pro něj mohla mít nepříznivé budoucí následky.

7. Pokud je to relevantní, je účastníkům poskytnuta péče v průběhu výzkumu s ohledem na nepříznivé účinky, které by mohly vzniknout v důsledku výzkumu a v přiměřené době po jejich zapojení do jakéhokoliv výzkumného projektu.

8. Je za všech okolností dodržovaná zásada, že soukromí a psychická pohoda výzkumného subjektu je vždy důležitější než samotný výzkum.

ETIKA VZDĚLÁVÁNÍ

Praktici hypnoterapie se zavazují, že:

1. školení, které nabízí, splňuje obecně uznávané standardy,

2. jasně uvedou, že nabízené školení je navrženo tak, že je na úrovni praktika, nebo že není dostatečné pro kvalifikaci studenta k praxi.

3. Jasně informují své stávající, ale i potencionální studenty, zda je školení akreditované nebo schválené, či nikoliv.
4. Akreditační nebo organizační členství se uvádí pouze tehdy, pokud je skutečně uděleno.
5. Školení je jejich duševním vlastnictvím (v opačném případě musí mít formální písemný souhlas držitele autorských práv). Za všech okolností se praktikové vyhýbají plagiátorství.
6. Neúčastní se přímo, nebo nepřímo (např. jako školitelé, manažeři, tazatelé) takového školení, které nesplňuje všechna výše uvedená kritéria pro etiku vzdělávání.

www.ingramcontent.com/pod-product-compliance
Lightning Source LLC
LaVergne TN
LVHW021051100526
838202LV00082B/5458